(Conserver la couverture)

LES EAUX MINÉRALES

DE

SAINT-HONORÉ-LES-BAINS

(NIÈVRE)

PAR LE

Dr E. COLLIN PÈRE

Médecin-inspecteur
des eaux thermales sulfurées sodiques et arsenicales
de Saint-Honoré (Nièvre),
Chevalier de la Légion d'honneur,
Officier d'Académie.

PARIS

GEORGES CARRÉ, ÉDITEUR

58, RUE SAINT-ANDRÉ-DES-ARTS

1888

(Extrait du volume : LES STATIONS D'EAUX MINÉRALES DU CENTRE DE
LA FRANCE : *la Caravane hydrologique de septembre 1887*, organisée
ar la Société française d'Hygiène. In-8°).

LES EAUX MINÉRALES

DE

SAINT-HONORÉ-LES-BAINS

(NIÈVRE)

PAR LE

Dr E. COLLIN PÈRE

Médecin-inspecteur
des eaux thermales sulfurées sodiques et arsenicales
de Saint-Honoré (Nièvre),
Chevalier de la Légion d'honneur,
Officier d'Académie.

PARIS

GEORGES CARRÉ, ÉDITEUR

58, RUE SAINT-ANDRÉ-DES-ARTS

1888

LES EAUX MINÉRALES

DE

SAINT-HONORÉ-LES-BAINS

(NIÈVRE) [1]

MESSIEURS ET CHERS CONFRÈRES,

Vous avez bien voulu me faire l'honneur de me demander une causerie sur nos eaux de Saint-Honoré, ce que j'ai accepté avec d'autant plus de plaisir que je suis toujours heureux de faire connaître à mes confrères, la valeur incontestable d'une station thermale que j'étudie avec zèle depuis 28 ans.

C'est à cette longue expérience que je dois l'honneur que vous me faites aujourd'hui; puissé-je être digne de la confiance que vous voulez bien m'accorder.

Je ne vous dirai que peu de choses de l'antiquité de nos thermes ; vous savez que, sous la domination romaine, il existait là où nous sommes un établissement d'une très grande importance; que dans un seul puits, on a trouvé plus de 600 médailles romaines et que des substructions considérables sont enfouies sous le parc qui nous environne. L'hiver passé, les travaux entrepris pour les fondations

---

(1) Causerie-Conférence faite à Saint-Honoré devant MM. les membres de la Caravane hydrologique organisée par la Société française d'Hygiène, par le Dr Eugène COLLIN père, médecin-inspecteur.

— 4 —

d'un nouvel établissement de douches, ont mis à découvert
des murs avec leur petit appareil dont plusieurs recouvertes
de peinture à la fresque, des scaioles parfaitement conser-
vées, des poteries très fines et une médaille de Claude Ier.

Les premières fouilles ont été exécutées en 1820 par les
ordres de M. le marquis Antoine d'Espeuilles. Son fils Théo-
dore les reprit en 1831, fit construire par M. Parthiot sous
la direction de M. Jules François, l'établissement actuel
qui put recevoir ses premiers malades en 1856, époque à
laquelle le Dr Racle fut nommé médecin inspecteur de cette
station nouvelle.

Allard, dont vous connaissez les travaux, succéda à Racle
en 1857 et quitta en 1860 pour Royat la station de Saint-
Honoré, où j'eus l'honneur d'être envoyé comme médecin
inspecteur.

Les propriétaires actuels sont M. le général marquis
d'Espeuilles et M. le comte d'Espeuilles qui vient d'arriver
pour avoir l'honneur de vous recevoir.

Établissement. — Une salle centrale avec ses buvettes,
trente cabinets de bains, des douches de tout genre; une
vaste piscine dans laquelle les malades peuvent se livrer
à l'exercice si salutaire de la natation dans une eau cons-
tamment renouvelée; des salles d'inhalation et de pulvé-
risation, enfin une hydrothérapie chaude et froide, voilà
ce que l'établissement peut offrir aujourd'hui aux malades
et ce que nous allons visiter ensemble.

Sulfureuses, sodiques et arsenicales, les eaux de Saint-
Honoré sont uniques en France. Placées au centre, à 8
heures de Paris, leur position seule les appelait à un
grand avenir; mais leur composition chimique les place
parmi les stations thermales les plus importantes.

Il existe à Saint-Honoré trois sources :

La Crevasse,

Les Romains,

La Grotte.

La Crevasse la plus sulfureuse et la plus arsenicale (acide arsénique 0.0012) à 26 centigrades.

Les Romains contiennent peu d'hydrogène sulfuré (acide arsénique 0.0007).

La Grotte paraît se rapprocher de la composition chimique de la Crevasse et contient (acide arsénique 0,0008).

Cette dernière source sera sous peu l'objet de travaux tout spéciaux.

Les trois sources réunies donnent l'énorme quantité d'eau de 960 mètres cubes.

D'une façon générale, les principes dominants sont : le soufre, l'acide carbonique, le chlorure de sodium, l'arsenic et le manganèse.

Il est impossible, chers confrères, de passer en revue dans une simple causerie toutes les affections que nous traitons avec succès à Saint-Honoré. Je ne peux aborder que des généralités et pour cela je vous parlerai des quatre grandes diathèses qui dominent l'étiologie des affections chroniques : la *scrofule*, l'*herpétisme*, l'*arthritisme* et la *syphilis*.

SCROFULE. — Avant d'aborder cette diathèse, permettez-moi de vous dire quelques mots du lymphatisme, qui, pour bien des médecins, en est souvent le début.

Vous pouvez voir, Messieurs, le grand nombre d'enfants actuellement à Saint-Honoré, c'est que sous l'influence de nos eaux sulfureuses et arsenicales, aidées par la respiration de l'air pur de nos montagnes, leur constitution s'améliore rapidement, alors que des sulfureuses plus fortes ou l'usage trop à la mode *pour eux* des bains de mer ne pourraient pas être conseillés sans danger.

La scrofule elle-même est victorieusement combattue par nos eaux. Je ne parle pas seulement des affections des muqueuses, car j'ai vu plusieurs fois des manifestations osseuses ne pas résister à une saison thermale.

Herpétisme. — Par ordre de succès viennent ensuite les manifestations herpétiques sur la peau et sur les muqueuses. En général, les affections suintantes sont les plus rapidement modifiées, mais il faut tenir grand compte pendant le traitement, de la bascule toujours possible entre les accidents de la peau et ceux qui peuvent brusquement paraître sur les muqueuses.

Chez l'homme cette alternance amène souvent des désordres sur les organes respiratoires; chez la femme c'est surtout vers l'utérus que se montre la congestion herpétique, après une guérison trop prompte de l'enveloppe cutanée. C'est dans ces cas que la plus grande prudence doit présider au traitement et que l'on peut juger de la double action du soufre et de l'arsenic.

Arthritisme. — Les eaux de Saint-Honoré conviennent aux rhumatisants dont la constitution est plus ou moins affaiblie; aux malades chez lesquels il est nécessaire d'appliquer une médication en même temps sudorifique et stimulante, et si, chez certains sujets, les eaux sulfureuses fortes sont peut-être préférables, les eaux plus faibles, plus douces de Saint-Honoré doivent être conseillées à certains autres plus irritables.

Depuis une dizaine d'années nous obtenons ici des succès remarquables chez les rhumatisants atteints de congestion pulmonaire.

Cette manifestation de l'arthritisme est beaucoup plus fréquente qu'on ne l'avait cru jusqu'à présent, et qu'il me soit permis de dire que la découverte du *froissement arthritique* permet de la diagnostiquer aujourd'hui d'une façon certaine.

Il ne faut pas oublier que les hémoptysies, dans ces cas, sont loin d'avoir la gravité qu'elles présentent dans d'autres affections pulmonaires, aussi leur complication dans la congestion arthritique n'est point une contre-indication au traitement que nous faisons suivre.

SYPHILIS. — Les eaux sulfureuses peuvent-elles *dégager l'inconnu*, servir, comme on l'a dit, de *pierre de touche* à la syphilis.

Ce résultat a été nié par les uns et complètement accepté par les autres.

Pour moi, Messieurs, tout en faisant quelques réserves, j'accepte cette dernière opinion au point de vue des eaux de Saint-Honoré, et je pourrais citer à l'appui un grand nombre d'observations.

J'ai dit que je faisais quelques réserves, je m'explique :

Un syphilitique, chez lequel la diathèse sommeille, en verra-t-il toujours paraître certaines manifestations à la suite d'un traitement sulfureux ?

Je n'oserais dire *toujours*, mais je crois que ce résultat est assez fréquent pour engager les syphilitiques anciens à y avoir recours.

Ce qui est pour moi une certitude c'est qu'une affection étant donnée, le diagnostic restant incertain, le traitement sulfureux enlèvera toute hésitation et contribuera de plus, pour une large part, à la guérison du malade.

Je suis donc d'avis que les eaux de Saint-Honoré doivent être prescrites dans la syphilis ancienne :

Comme diagnostic ;

Comme adjuvant toujours sérieux et quelquefois indispensable du traitement spécifique ;

Enfin, comme tonique et reconstituant chez les malades affaiblis ou chez les enfants héréditairement infectés.

SALLES D'INHALATION. — Je tiens à vous parler maintenant, Messieurs, de nos salles d'inhalation, cause première de la réputation de notre station thermale au point de vue des affections pulmonaires.

Alimentées jusqu'en 1861 par l'eau des Romains, la moins sulfureuse et la plus chaude, ces salles contenaient très peu d'hydrogène sulfuré, ce qui était une lacune regrettable ; et une température trop élevée, ce qui était un danger. Sur ma demande, le propriétaire supprima l'eau des Romains, qui fut remplacée par celle de la Crevasse moins chaude et plus sulfureuse. Dès lors, les salles d'inhalation eurent une température moins élevée, en même temps que la quantité d'hydrogène sulfuré était augmentée, mais cependant insuffisante encore.

Diviser l'eau le plus possible, voilà ce qu'il fallait obtenir pour arriver au but que nous nous proposions.

Une expérience bien simple que je vais répéter devant vous me l'avait montré.

Si, prenant un verre, on le remplit au robinet de la Crevasse et on le porte rapidement à son nez, on sent une forte odeur d'hydrogène sulfuré.

Si, au contraire, on le porte lentement ou si on le reçoit des mains de la personne chargée de ce service, c'est à peine si l'odeur est sensible ; mais elle reparaît aussi forte que dans la première expérience si l'on verse le contenu dans un second verre, il faut aussi remplir alternativement chacun des verres et cela plusieurs fois avec le même liquide pour que l'odeur sulfureuse disparaisse presque complètement.

Il était alors facile de tirer cette conclusion : c'est que les molécules liquides, aussitôt en contact avec l'air atmosphérique, se débarrassaient de leur hydrogène sulfuré. Tout le problème était donc là : multiplier les points de contact entre l'eau et l'air ambiant. C'est ce que nous avons obtenu avec l'appareil très simple que vous voyez placé dans chacune de ces ouvertures en forme de puits.

L'eau de la Crevasse, partant d'un point plus élevé, arrive par ce tuyau que surmonte cette grosse boule.

De cette boule partent huit petits tuyaux qui se recourbent en demi-cercle et se terminent par une ouverture de quelques millimètres en face d'un disque de deux centimètres environ, sur lequel l'eau partant de la boule vient frapper avec force en produisant une nappe circulaire et perpendiculaire au tuyau qui la conduit.

Nous obtenons ainsi par chaque appareil huit de ces nappes de l'épaisseur d'une feuille de papier, d'environ 30 centimètres de diamètre, dont la rotation est continuelle et qui, tout en n'exigeant qu'une faible quantité d'eau, n'en remplissent pas moins la salle de vapeurs hydrosulfurées.

Dès 1864, pour arriver à la connaissance des effets physiologiques de nos salles d'inhalation, je fis des expériences que je publiai dans les annales de la Société d'hydrologie médicale et dont voici les conclusions auxquelles je suis resté fidèle.

Ces effets peuvent se diviser en trois périodes, suivant la durée du séjour dans la salle :

1re période ou *période de sédation,*

2e période ou *période de retour,*

3e période ou *période d'excitation.*

Voici, Messieurs, la différence qui existe entre ces trois temps de l'inhalation :

En entrant dans une salle, on sent une forte odeur d'hydrogène sulfuré, qui est parfaitement supportée par la plupart des malades. On ne tarde pas à ressentir un certain bien-être, caractérisé par une respiration plus calme, qui semble plus facile, et une diminution dans le nombre et la force des pulsations artérielles : une douce moiteur se répand sur tout le corps... C'est l'action sédative, hyposthénisante que j'appelle *la première période de l'inhalation.*

Après un certain temps, qui varie suivant les sujets et qui, en général, est de quinze à trente minutes, les mouvements inspiratoires tendent à revenir à leur type primitif, et les battements du pouls reprennent petit à petit en nombre et en intensité ce qu'ils avaient perdu d'abord.

J'appelle ce temps de l'inhalation *la deuxième période ou période de retour.*

La troisième période ou *période d'excitation* suit de très près la seconde; elle est caractérisée au début par de la pesanteur à la tête, qui, faible d'abord, augmente au point d'amener une véritable céphalalgie, que j'ai vue accompagnée de vertiges.

Une légère excitation caractérisée par de la sécheresse et des picotements à la gorge ne tarde pas à provoquer quelques accès de toux sèche et fatigante, qui, bientôt, chez certains sujets, serait suivie d'hémoptysie, s'ils con tinuaient à séjourner dans la salle.

Les pulsations augmentent, la face se congestionne et il est quelquefois nécessaire d'avoir recours à des révulsifs sur les extrémités inférieures pour rétablir un équilibre parfois difficilement obtenu. La céphalalgie peut persister pendant plusieurs jours.

Il va sans dire que ces effets ne sont pas toujours d'une exactitude mathématique et que le passage d'une période à une autre dépend souvent de l'idiosyncrasie du sujet, de l'affection dont il est atteint, de l'habitude qu'il a de la salle d'inhalation, etc., etc.

Si, comme moi, Messieurs, vous admettez les trois périodes que je viens de décrire, vous devez immédiatement vous faire une idée des effets thérapeutiques des inhalations de Saint-Honoré, et voir dans quelles circonstances et comment nous devons les employer.

Le cadre de cette causerie ne me permet pas de citer toutes les affections des organes respiratoires qui sont du ressort de cette médication, mais si vous voulez bien vous souvenir de ce que j'avais l'honneur de vous dire au début, ces affections seront toujours améliorées et bien souvent guéries, alors surtout qu'elles seront des manifestations du lymphatisme, de la scrofule ou de l'herpétisme.

Il n'est pas jusqu'à la phtisie pulmonaire que nous n'ayons contribué à enrayer par les inhalations aidées d'un traitement général.

Encore quelques mots, si vous le voulez bien, Messieurs, sur les eaux de Saint-Honoré bues loin des sources.

Eaux transportées. — Les eaux minérales transportées sont utiles, comme vous le savez, aux malades ayant déjà fait un traitement sur les lieux mêmes; elles sont souvent indispensables aux personnes qui, pour une raison quelconque, ne peuvent pas se rendre aux stations thermales.

Pourquoi a-t-on négligé si longtemps ce moyen puissant de combattre certaines affections chroniques?

Il faut reconnaître que, parmi toutes les causes que l'on pourrait faire valoir, la plus sérieuse était un embouteillage défectueux.

Parmi les eaux minérales, les sulfureuses surtout étaient celles qui présentaient le plus de difficulté pour arriver à une conservation parfaite. Saint-Honoré était dans ce cas, et différents moyens avaient été inutilement essayés.

Médecins et chimistes expérimentèrent longtemps. Vous connaissez les travaux de M. Porret, ceux du Dr Treille. Vint ensuite M. Filhol qui assura que la décomposition de l'eau sulfureuse devait être attribuée, en partie, à la présence de l'air qu'on est obligé d'emprisonner dans le vase.

La lecture des travaux de ce savant chimiste fut pour moi un trait de lumière, et je fis installer immédiatement le moyen d'embouteillage suivant, qui fut l'objet d'une communication que je fis en 1870 à la Société d'hydrologie.

Le voilà dans toute sa simplicité : une planche percée de trous, pouvant recevoir le col d'une bouteille, ferme hermétiquement une baignoire. Le robinet d'arrivée de l'eau est ouvert; la soupape est levée. Après quelques instants d'un écoulement rapide et continu, l'intérieur de la baignoire est rempli d'hydrogène sulfuré.

Les ouvertures pratiquées dans la planche reçoivent autant de bouteilles retournées, préalablement remplies d'eau sulfureuse qui s'écoule dans la baignoire et est immédiatement remplacée par de l'hydrogène sulfuré.

Chaque bouteille est alors rapidement placée sous un robinet voisin, remplie de nouveau d'eau sulfureuse, hermétiquement bouchée et capsulée. Inutile de dire que les bouchons ont séjourné pendant quelque temps dans l'eau sulfureuse.

Ce moyen, qui n'a pas été employé, que je sache, tout simple et primitif qu'il est, donne les résultats les plus satisfaisants.

L'eau qui conserve parfaitement sa sulfuration, a été admise dans les établissements de l'administration de l'Assistance publique et sa vente devient tous les jours plus considérable.

L'eau de Saint-Honoré, bue loin des sources, indépendamment de son action élective sur les organes respiratoires, active la circulation, augmente les sécrétions. Après un certain temps de son emploi, les menstrues se régularisent, on voit reparaître des hémorrhagies disparues depuis plus ou moins de temps ; de là, les avantages que l'on peut obtenir de leur action, chez les personnes qui ont vu leur santé se troubler par la suppression d'un flux sanguin habituel.

Eau des Romains. — Jusqu'à présent l'eau de la Crevasse seule a été transportée, et c'est encore celle que je conseillerai toujours comme le moyen curatif le plus actif ; mais j'engage bien vivement l'administration à faire embouteiller l'eau de la source des Romains que j'ai longtemps expérimentée, et voici dans quels buts : je désirerais d'abord qu'elle fût mise sur la table de tous les hôtels de Saint-Honoré.

Contenant peu d'hydrogène sulfuré et suffisamment arsenicale, elle fait une excellente eau de table et très digestive, et aide au traitement.

Si, comme je l'espère, cette eau est transportée, je la conseillerai comme eau de table, mais devenant alors eau médicamenteuse, chez les enfants en particulier qui n'acceptent pas facilement une boisson par trop sulfureuse, ou chez certaines grandes personnes, qui ne supportent que difficilement l'odeur de l'hydrogène sulfuré. Je viens de traiter et sans qu'ils s'en soient doutés, plusieurs enfants d'un tempérament lymphatique et j'ai obtenu un très beau succès chez l'un d'eux. La faiblesse allait en augmentant de jour en jour, l'appétit était perdu, le sommeil agité et peu réparateur.

J'ai fait prendre tout simplement pendant les repas de l'eau des Romains mélangée au vin, et les résultats ont été excellents. L'appétit et les forces sont revenus en même temps que le sommeil.

Au point de vue hygiénique, l'eau des Romains peut être d'une très grande utilité, et je suis convaincu que ma manière d'envisager cette question recevra l'approbation des membres éminents de la Société française d'Hygiène devant lesquels j'ai l'honneur de parler.

N'avez-vous pas pour devise, Messieurs : *Prévenir vaut mieux que guérir?*

Permettez-moi deux exemples :

Un chef de famille vient me consulter pour une affection herpétique. Il réunit tous les signes de cette diathèse que je crois avoir suffisamment décrits ailleurs. Il est accompagné de sa famille qu'il me présente. Parmi les enfants, je remarque que les jeunes fillettes portent déjà le cachet de l'herpétisme.

Leur tempérament est nerveux, la main est sèche et rugueuse. Ces enfants ne transpirent jamais, me dit la mère. Elles présentent du pityriasis du cuir chevelu ; les pommettes sont fortement colorées et cette coloration tranche sur la pâleur habituelle de la peau de leur visage.

Les sourcils semblent implantés sur une ligne d'un rouge plus ou moins foncé; il existe quelquefois un peu de blépharite ciliaire, du coryza, de la céphalalgie, voire même de la migraine avec vomissements.

J'ai pris l'exemple de jeunes fillettes, le père étant herpétique, parce que je crois à l'hérédité croisée.

Prenez au contraire une mère de famille herpétique, et voyez alors ses petits garçons présentant tous les signes dont je viens de parler, ajoutez-y souvent une incontinence d'urine ayant résisté à tous les moyens employés.

Ah ! certes, en pareil cas, je me hâte de conseiller les eaux de Saint-Honoré pour ces enfants dont la santé est *cependant excellente* au dire de certains parents.

Mais une saison thermale peut-elle être suffisante en pareille occurrence, pour combattre la diathèse ou plutôt pour en amoindrir ses manifestations futures ?

C'est dans ces cas que j'engagerais les parents à faire boire à leurs enfants, pendant une grande partie de l'année, de l'eau des Romains comme eau de table, sans préjudice, bien entendu, de saisons nombreuses à Saint-Honoré.

Autre exemple :

Les années qui précèdent la formation chez les jeunes filles ne sont pas toujours exemptes de dangers et, à mon avis, on ne s'occupe pas assez de parer aux accidents possibles à cette époque si délicate de la vie de l'enfant.

J'ai fait une remarque, Messieurs, que je vous laisse le soin de contrôler, et qui est basée sur les nombreuses observations que j'ai recueillies depuis 1860. La voici :

Je ne dis pas que toutes les fois qu'une jeune fille a été tardivement réglée, elle devra nécessairement être atteinte plus tard d'affections chroniques, mais je soutiens que, dans la grande majorité des cas, les femmes sérieusement atteintes que j'ai traitées, m'ont avoué qu'elles avaient été réglées après l'âge de seize ans.

Si cette observation est juste, vous voyez ce qui en ressort naturellement : c'est qu'il faut éviter par tous les moyens possibles une menstruation trop tardive.

Le lymphatisme, si habituel chez les jeunes filles, est souvent une des causes du retard que je signale ; or, pour celles qui ne peuvent être conduites aux stations sulfureuses, l'usage de l'eau des Romains bue aux repas sera d'un excellent effet et vous le comprendrez, Messieurs, si vous voulez bien vous souvenir de la composition chimique des eaux de Saint-Honoré et de ce que j'avais l'honneur de vous dire, il n'y a qu'un instant, de leur action physiologique.

Je termine, Messieurs et chers Confrères, en vous remerciant encore de l'honneur que vous nous avez fait en venant visiter notre station thermale.

J'adresse en particulier mes remerciements à votre savant Président, M. le Dr de Pietra Santa, dont j'ai pu apprécier le tact parfait et les sentiments si confraternels, et maintenant je crois être l'interprète de tous, en vous disant que nous serons toujours très heureux de vous revoir à Saint-Honoré.

Dr Eugène COLLIN père

Médecin-Inspecteur

IMPRIMERIE CENTRALE DES CHEMINS DE FER. — IMPRIMERIE CHAIX,
RUE BERGÈRE, 20, PARIS. — 4748-2-8.

OUVRAGES DU MÊME AUTEUR

Quelques considérations sur l'action thérapeutique des eaux sulfureuses de Saint-Antoine de Guagno (Corse). . . . . Paris, 1852.

Études pratiques sur l'hydrothérapie . . . . Paris, 1855.

Du rhumatisme cérébral chronique. . . . . Paris, 1861.

Du traitement des affections pulmonaires par les inhalations de Saint-Honoré (Nièvre) . . . . . . Paris, 1864.

Saint-Honoré-les-Bains, guide médical et pittoresque, par le Dr Collin et Charleuf. . . . . Moulins, 1865.

Conférences sur l'hygiène . . . . Paris, 1869.

De quelques améliorations apportée à l'établissement thermal de Saint-Honoré et d'un nouveau mode d'embouteillage des eaux sulfureuses. . . . . . Paris, 1870.

Saint-Honoré-les-Bains, ses eaux thermales et les maladies qu'on y traite. . . . . Paris, 1872.

Étude sur l'hérédité de la syphilis . . . . Lyon, 1874.

Étude pour servir au diagnostic et au traitement de la congestion pulmonaire de nature arthritique. . Paris, 1874.

Études médicales sur les eaux sulfureuses de Saint-Honoré . . . . Autun, 1877.

Du diagnostic de la congestion pulmonaire de nature arthritique et de son traitement par les eaux de Saint-Honoré . . . . Autun, 1878.

Du diagnostic des affections pulmonaires de nature arthritique, avec le rapport fait à l'Académie de médecine par le Dr Woillez. . . . . Paris, 1885.

De l'herpétisme et du diagnostic de cette diathèse par l'auscultation et la percussion. . . . . Paris, 1882.

Études sur la congestion pulmonaire chez les arthritiques, les herpéti ues et les scrofuleux. . . . . Paris, 1887.

www.ingramcontent.com/pod-product-compliance
Lightning Source LLC
LaVergne TN
LVHW021602170726
843501LV00010B/3838